AF346438

ACADÉMIE IMPÉRIALE DE MÉDECINE

RECHERCHES

SUR LA

POTERIE D'ÉTAIN

ET LES ÉTAMAGES

PAR

T. GOBLEY

Membre de l'Académie impériale de médecine

RAPPORT

SUR

UNE NOTE PRÉSENTÉE PAR M. J. JEANNEL (DE BORDEAUX)

PARIS

J.-B. BAILLIÈRE ET FILS

LIBRAIRES DE L'ACADÉMIE IMPÉRIALE DE MÉDECINE

Rue Hautefeuille, 19, près du boulevard Saint-Germain.

1868

[illegible]

[illegible]

[illegible]

ACADÉMIE IMPÉRIALE DE MÉDECINE

RECHERCHES

SUR LA

POTERIE D'ÉTAIN

ET LES ÉTAMAGES

PAR

T. GOBLEY

Membre de l'Académie impériale de médecine

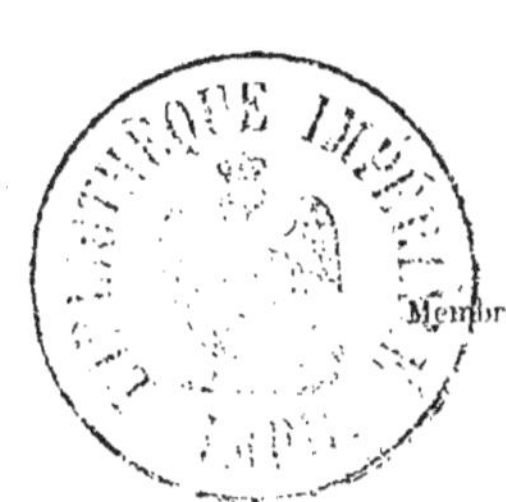

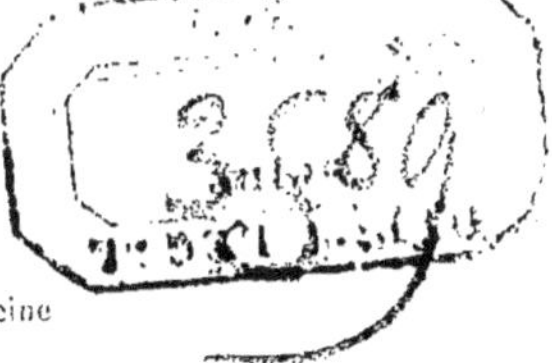

RAPPORT

SUR

UNE NOTE PRÉSENTÉE PAR M. J. JEANNEL (DE BORDEAUX)

PARIS

J.-B. BAILLIÈRE et FILS

LIBRAIRES DE L'ACADÉMIE IMPÉRIALE DE MÉDECINE

Rue Hautefeuille, 19, près du boulevard Saint-Germain.

1868

RECHERCHES

SUR LA

POTERIE D'ÉTAIN

ET LES ÉTAMAGES

Messieurs, c'est un des mérites de l'Administration supérieure, à notre époque, de se préoccuper avec une sollicitude plus instante que jamais des questions qui touchent à l'hygiène publique et à la santé des populations. Les hommes de science, de leur côté, concourent à cette œuvre en apportant chaque jour, à la recherche des causes d'insalubrité, des procédés nouveaux, plus exacts ou mieux étudiés. Le mémoire dont je vais avoir l'honneur de vous rendre compte, au nom de la commission que vous aviez chargée de l'examiner, et qui se composait de MM. Chevallier, Poggiale et Gobley, rapporteur, résulte de cette double et fructueuse tendance.

Les ordonnances de police, vous le savez, prescrivent depuis longtemps déjà de n'employer que de l'étain pur pour l'étamage de tous les vases destinés aux usages alimentaires. M. le ministre de la guerre, dans sa sollicitude pour tout ce qui touche à la santé de nos soldats, dans une instruction adressée, le 11 juin 1864, à tous les chefs des hôpitaux militaires, donna l'ordre de s'assurer si, dans ces établissements, les prescriptions de l'autorité sont exécutées. M. Jeannel, chimiste distingué, a été chargé de ce travail pour l'hôpital militaire de Bordeaux, et c'est le résultat de ses observations qu'il a envoyé à l'Académie.

Le travail de M. Jeannel est divisé en deux parties : la première est relative à l'étamage des vases de cuivre et de fer, et la seconde, à la poterie d'étain. Nous allons nous occuper successivement de ces deux importantes questions.

L'étamage est une opération fort ancienne qui consiste, comme on le sait, à recouvrir les métaux d'une couche mince d'étain fondu. Les premiers vases en métal dont l'homme s'est servi pour préparer sa nourriture ont été fabriqués avec le cuivre. Comme ce métal s'oxyde facilement et que ses composés sont vénéneux, on a eu l'idée de protéger les substances alimentaires de son contact en le recouvrant d'étain. Plus tard, le fer, lorsqu'on a su lui donner les formes que nous lui connaissons et surtout le faire servir à la fabrication des ustensiles de cuisine, a été également soumis à l'opération de l'étamage, non pour les propriétés nuisibles qu'il peut acquérir, mais à cause de la couleur et de la saveur qu'il communique à certains aliments.

Lorsque l'étamage est fait avec de l'étain pur, la question, au point de vue de l'essai, est extrêmement simple, puisqu'il ne s'agit que de s'assurer de la pureté du métal; mais, malheureusement, il n'en est pas toujours ainsi, car l'étain dont se servent les étameurs est le plus souvent allié à des proportions très-variables de plomb.

Le plomb constitue, comme vous le savez, le poison métallique le plus insidieux, et si, à l'état de pureté, il ne présente aucun danger, il est au contraire très-vénéneux quand il est oxydé. Cet oxyde est d'autant plus dangereux que ses effets ne sont pas toujours immédiats et qu'on ne s'aperçoit de son action que lorsqu'il s'est accumulé à la longue dans l'intérieur de nos tissus où il peut déterminer des accidents graves. Il est donc important que l'étain dont on se sert pour l'étamage ne renferme pas de plomb. Voici le procédé qu'indique M. Jeannel pour arriver rapidement à reconnaître la présence du plomb dans un étamage. On prend : métal en rognures, 0,50 gr.; eau distillée, environ 2 gr.; acide nitrique pur, 4 à 5 gr.; on introduit le métal, l'eau et l'acide dans un tube à essai de 18 à 20 millimètres de diamètre; on fait bouillir jusqu'à ce que le métal soit transformé en acide stannique ou bien dissous. On continue l'ébullition jusqu'à ce qu'il ne reste plus que 2 grammes de liqueur acide. Cette opération détruit l'état gélatineux de l'acide stannique et rend très-facile, et la filtration du liquide, et le lavage du précipité. On laisse refroi-

dir, on ajoute environ 10 grammes d'eau distillée et l'on verse
sur un filtre. Le plomb, s'il existe dans le métal soumis à
l'essai, se trouve, dans le liquide filtré, à l'état de nitrate. Il
est facile alors d'en constater la présence par les réactifs or-
dinaires; seulement, comme il existe toujours du cuivre et du
fer dans la dissolution lorsque le métal d'étamage a été gratté
sur des ustensiles de cuivre ou de fer, on ne peut pas se servir de sulfures alcalins.

L'iodure de potassium neutre, et surtout le chromate de potasse sont, dans ce cas, les meilleurs réactifs; ils fournissent,
l'un et l'autre, un précipité jaune caractéristique. M. Jeannel
a déterminé leur sensibilité, et il a reconnu qu'on pouvait,
en les employant, déceler la présence de $\frac{1}{10000}$ de plomb dans
des liquides qui renfermaient de ce métal.

Quand la solution plombique renferme des traces de cuivre,
l'iodure de potassium est plus commode à employer sous la
forme de fragments solides; il se forme un précipité jaune qui,
traité par l'ammoniaque en excès, se dissout en partie et fournit une liqueur qui prend une teinte bleu-céleste.

Lorsqu'au lieu d'iodure de potassium, on emploie le chromate de potasse, si la liqueur contient du cuivre, le précipité, au lieu d'être d'un jaune clair, possède une couleur
brunâtre. Du reste, traité par l'ammoniaque en excès, il
fournit une liqueur verte qui contient du chromate de
cuivre.

Par le procédé qui vient d'être décrit, on ne peut que constater la présence du plomb. Lorsqu'on veut doser ce métal,
M. Jeannel conseille, et avec juste raison, de traiter la
liqueur acide qui provient de l'action de l'acide nitrique sur
l'étain par du sulfate de soude en léger excès, et de l'addi-
tionner de 1/8 environ d'alcool à 90 degrés centésimaux. Le
précipité de sulfate de plomb recueilli, lavé, séché et calciné,
indique, d'après son poids, la proportion de plomb contenue
dans l'étamage.

Après avoir examiné les étamages de l'hôpital dont il est
le pharmacien en chef, M. Jeannel en a analysé un grand
nombre en dehors de cet établissement, et il a reconnu
que, dans la ville de Bordeaux, les étameurs emploient de

l'étain qui renferme jusqu'à 25 et 50 pour 100 de plomb.

Dans l'emploi par les étameurs de l'étain allié au plomb, il y a évidemment un but de cupidité. Cependant si l'étain a une valeur vénale plus grande que celle du plomb, le poids de l'étain employé pour une surface assez étendue est si peu considérable, environ 5 décigrammes par décimètre carré, que la pureté et le prix de l'étain n'augmentent pas d'une manière notable le prix de l'étamage. Les étameurs assurent qu'il y a avantage à employer de l'étain allié à du plomb parce que cet alliage est plus fusible que l'étain pur, et parce qu'il s'étend plus facilement. L'expérience démontre cependant qu'on parvient avec un peu d'habitude à étamer avec de l'étain sans alliage. On trouve, en effet, à Paris, un grand nombre d'étamages qui sont faits avec de l'étain pur. L'étamage à l'étain fin est blanc, brillant et présente un aspect argentin ; celui à 75 d'étain pour 25 de plomb est moins blanc ; l'étamage à 50 pour 100 de plomb est bleuâtre et se ternit vite.

Le plus grand nombre des substances alimentaires, les matières grasses, l'eau elle-même peuvent dissoudre une certaine quantité de plomb et devenir toxiques lorsqu'elles séjournent dans des récipients qui sont formés par ce métal. L'étain pur résiste mieux que le plomb à l'action dissolvante des liqueurs salines et acides, et les composés qu'il peut introduire dans ces liquides en s'y dissolvant, n'offrent aucun danger, tandis que les alliages d'étain et de plomb participent aux inconvénients de ce dernier métal en raison de la proportion qu'ils en contiennent.

M. Bobierre, professeur de chimie, à Nantes, dans un très-intéressant travail sur les étamages, qu'il a publié en 1860, a constaté que, dans cette ville, les étameurs se servaient d'un alliage d'étain et de plomb dans lequel la proportion de ce dernier métal s'élevait quelquefois jusqu'à 42 pour 100. Indépendamment du plomb et de l'étain, M. Bobierre a trouvé dans certains étamages une proportion assez considérable de zinc. On sait que ce métal a été proposé à diverses reprises pour cet usage, et qu'il a toujours été rejeté à cause des dangers qui résultent de son emploi. Le zinc, pas plus que le plomb, ne doit être employé dans l'opération de l'étamage.

Nous avons soumis à l'analyse un grand nombre d'étamages et nous avons reconnu qu'à Paris, chez les étameurs qui méritent confiance, l'étamage est toujours fait avec de l'étain pur; mais nous avons constaté aussi que, chez le plus grand nombre, et surtout chez les étameurs ambulants, l'étamage renferme toujours du plomb dont la proportion est quelquefois considérable.

Quand on pense au grand nombre d'étamages qui se pratiquent chaque année, tant dans les villes que dans les campagnes et, par conséquent, aux nombreux accidents auxquels les populations sont exposées par suite de cette opération mal faite, il est évident qu'il y a pour l'autorité un devoir à remplir, celui de faire surveiller l'opération de l'étamage. Nous n'hésitons pas à le dire, et, sous ce rapport, nous partageons complétement l'opinion de M. Jeannel, cette habitude invétérée chez les étameurs ne pourra être changée que par une surveillance continuelle accompagnée d'une répression sévère. Sans cela, il est évident que les diverses ordonnances relatives à l'interdiction absolue du plomb dans les étamages ne seront pas exécutées.

Arrivons maintenant à la seconde question, c'est-à-dire à l'étude de la poterie d'étain.

L'étain possède, comme nous l'avons déjà dit, les propriétés très-précieuses d'être difficilement altérable à l'air et de n'être jamais dangereux. Si, dans son état de pureté, il peut être appliqué en couche mince à la surface du cuivre et du fer pour préserver ces métaux de la facile oxydation à laquelle ils sont sujets, il ne peut être employé seul à la fabrication des vases et ustensiles dits en étain, dont on fait un si fréquent emploi pour l'usage domestique et dans les arts. L'étain pur possède naturellement une grande mollesse, et pour qu'il puisse conserver les différentes formes que l'art sait lui faire prendre, il faut l'allier à d'autres métaux. Cette nécessité d'ajouter à l'étain un métal étranger a été reconnue dans tous les temps. Les premiers métaux employés pour cet usage ont été le cuivre et le bismuth, mais les proportions n'ont jamais été indiquées par le législateur. Les fabricants ont toujours été laissés maîtres de les chercher par tâtonnements, et de les varier à leur volonté. Cela, du reste, ne présentait aucun inconvénient pour la santé publique, car ces métaux donnent à l'étain une si grande dureté qu'on ne pouvait les employer qu'avec la plus grande circonspection. Il existait donc là des bornes qu'on ne pouvait franchir. Trop de cuivre ou trop de bismuth pouvait gâter la fonte, et pour la ramener au point requis, le potier d'étain aurait été contraint d'y ajouter de l'étain pur, ce que, dans son intérêt, il avait grand soin d'éviter.

En France, les potiers d'étain étaient autrefois autorisés à fabriquer et à vendre les ouvrages d'étain à deux titres différents (1), l'un d'étain fin, l'autre d'étain commun. Ce que nous venons de dire pour les alliages avec le cuivre et le bismuth se rapportait aux objets fabriqués avec l'étain fin ; jamais le plomb ne devait y être introduit. Quant aux objets en étain commun, la loi, sans nommer le plomb, autorisait les fabricants à l'employer, car elle n'indiquait ni la nature, ni la proportion du métal à allier. Ces diverses prescriptions de l'autorité sont tombées plus tard en désuétude, et l'on n'a plus ajouté que du plomb pour durcir l'étain. Le plomb peut être allié en toute proportion avec lui, et l'alliage qui en résulte est facile à employer. Aussi, à quels abus n'a-t-on pas tardé à arriver ! Car, si, dans l'étamage, la valeur relative de l'étain et du plomb ne peut entrer en ligne de compte, il n'en est pas de même pour les objets en étain dont le poids est quelquefois considérable.

Au commencement du siècle dernier, la vaisselle d'étain

(1) Ordonnance concernant les maîtres potiers d'étain de la ville de Paris et de ses faubourgs, de may 1613.

Art. 13. — Pourront les dits maîtres potiers d'étain de la dite ville et autres étant dans la dite prévôté et vicomté, faire toutes sortes d'ouvrages de bon fin étain sonnant alloyé de fin cuivre et d'étain de glace (bismuth) selon qu'il est accoutumé de faire.

Art. 14. — Ils pourront pareillement faire toutes sortes d'ouvrages de bon étain commun et bien alloyé, de telle sorte qu'il puisse venir à la rondeur de l'essai avec la blancheur requise et accoutumée de tout temps et ancienneté.

était généralement formée de 93 d'étain et 7 de plomb. Tous les objets en étain qui se vendaient alors à Paris et dans la province, étaient constitués par cet alliage. En 1781, les choses avaient déjà bien changé, car Bayen et Charlard, dans leurs belles recherches sur l'étain, disent qu'ils ont constaté jusqu'à 8, 10, 12, 15 et même 20 pour 100 de plomb dans cette même vaisselle d'étain. Enfin l'étain étant devenu d'un usage moins fréquent et la surveillance de l'autorité moins grande, on n'a pas tardé à trouver dans le commerce des objets dits en étain qui contenaient de 50 à 80 pour 100 de plomb.

Les règlements sur les mesures à liquides aujourd'hui en vigueur (ordonnance royale du 16 juin 1839), permettent pour l'étain un alliage de 16 à 18 pour 100 de plomb. Ces proportions ont été adoptées après un travail de Vauquelin, exécuté sur l'invitation du Conseil des poids et mesures, qui désirait connaître quelle quantité de plomb on pouvait allier à l'étain, dans la fabrication des nouvelles mesures, sans danger pour la santé publique. Des recherches de Vauquelin, il semblait résulter qu'un alliage d'étain renfermant de 16 à 18 pour 100 de plomb ne présentait aucun inconvénient. La pratique n'a pas cependant justifié les prévisions de cet illustre chimiste, car l'expérience a démontré depuis que les vases en étain qui contiennent cette proportion de plomb sont attaqués par la bière, par le cidre, par le vin, etc., et cèdent à ces liquides des proportions très-sensibles de ce métal.

MM. les membres du Conseil d'hygiène publique et de salubrité du département de la Seine, toujours si vivement préoccupés de la santé publique, après une étude approfondie de cette question, ont demandé que le titre de l'étain fût fixé à 10 pour 100. C'est par suite de ce vœu émis par des hommes aussi considérables dans la science, que M. le préfet de police a rendu, le 23 février 1853, une ordonnance qui prescrit pour tous les vases destinés à contenir, déposer ou préparer des aliments ou des boissons, ainsi que pour les lames d'étain qui recouvrent les comptoirs de marchands de vins ou de liqueurs, l'emploi d'un alliage ne contenant que 10 pour 100 de plomb ou des autres métaux qui se trouvent ordinairement alliés à l'étain du commerce. Ce titre de 10 pour 100 est dif-

fèrent de celui qui est fixé par l'ordonnance royale de 1839;
il y a donc là une contradiction fâcheuse que l'autorité supérieure devrait faire cesser, car elle est de nature à jeter de la
confusion dans l'esprit des fabricants et des agents de l'administration, l'ordonnance royale de 1839 étant applicable
à toute la France, et l'ordonnance préfectorale de 1853, seulement dans le ressort de la préfecture de police.

Malgré ces sages prescriptions de l'autorité, la plupart des
vases en étain destinés à contenir des substances alimentaires
ou des médicaments sont loin de présenter une composition
irréprochable, car, comme nous allons le démontrer, les proportions d'étain et de plomb qui constituent les différents
objets en étain que l'on trouve dans le commerce, sont extrêmement variables.

M. Jeannel a soumis à l'analyse la poterie d'étain qui se
trouve dans l'hôpital militaire de Bordeaux, et il a trouvé
qu'elle était formée de 85 d'étain et de 15 de plomb.

Notre collègue, M. Boudet, dans un très-important rapport
présenté en 1859 au Conseil d'hygiène publique et de salubrité, a fait connaître qu'il avait retiré d'un biberon 21 d'étain
et 79 de plomb; d'un lingot pris dans un comptoir d'étain,
71 d'étain et 29 de plomb, et, dans un autre comptoir,
21 d'étain et 79 de plomb.

M. Lattérade, pour un même comptoir d'étain, a trouvé
dans la bordure, un alliage de 78 d'étain et 22 de plomb; dans
la lame, 79 d'étain et 21 de plomb; et dans la cuvette qui
reçoit les égouttures, 58 d'étain et 42 de plomb. Ces comptoirs
sont dangereux pour la santé publique lorsqu'ils ont été fabriqués avec un étain à bas titre, parce que sous l'influence de
l'air et des matières vineuses qui les mouillent, le plomb qui
fait partie de l'alliage s'oxyde avec une grande facilité et se
dissout. Il en résulte que les vins d'égouttures, appelés vul-
gairement *baquetures*, recueillis avec soin et que l'on fait boire
ensuite, peuvent altérer gravement la santé des consomma-
teurs. C'est surtout dans ces comptoirs que des fraudes considérables sont journellement pratiquées, parce que la vérification du titre de l'étain dans ces ustensiles offre de grandes
difficultés, les fabricants ayant le soin de couler le plomb

dans les parties qui ne peuvent être facilement atteintes. Pour
les établir, on place bout à bout des lames d'étain que l'on
soude les unes avec les autres, d'où il résulte que, sur divers
points du comptoir, il peut se trouver un métal différent. Le
seul moyen de remédier à ces inconvénients serait de forcer
les fabricants à couler les tables de chaque comptoir d'une
seule pièce dans un moule en fer, comme l'a proposé, il y a
quelques années, le sieur Vaulot; la cuvette étant, à son tour,
coulée de la même manière dans un autre moule, il suffit,
pour achever le comptoir, de découper dans la table la place
de la cuvette et de les réunir par une soudure. De cette manière, chaque comptoir se trouverait composé seulement de
deux pièces distinctes : la table et la cuvette, et chacune
étant coulée d'un seul jet, serait entièrement formée d'un métal identique dans toutes ses parties. L'épreuve par la balance
hydrostatique, dont l'administration se sert pour vérifier le
titre de l'étain des mesures, pourrait alors leur être appliquée,
puisqu'il suffirait de deux essais pour vérifier le titre du
comptoir entier.

La balance hydrostatique, comme moyen d'essai, laisse
beaucoup à désirer, car, par ce moyen, on ne peut constater
que la densité du métal. L'analyse chimique serait bien pré-
férable ; elle seule permet d'apprécier d'une manière certaine
la composition d'un alliage.

De notre côté, nous avons également analysé plusieurs des
objets d'étain que l'on trouve dans le commerce, et voici les
résultats que nous avons obtenus. Une cuiller était formée de
62 d'étain et 38 de plomb; une timbale, de 58 d'étain et 42
de plomb ; une cuiller à café, de 75 d'étain et 25 de plomb.

Nous avons aussi rencontré un robinet de fontaine qui était
composé de 70 de plomb et 30 d'antimoine; un biberon, de
80 de plomb et 20 d'antimoine : une petite cuiller qui était
presque entièrement formée de plomb ; on n'avait ajouté au
métal que la quantité d'antimoine nécessaire pour lui donner
de la dureté. Ainsi, le commerce ne se contenterait plus
d'ajouter à l'étain des proportions de plomb considérables ;
il cherche encore à substituer à ce dernier alliage celui de
plomb et d'antimoine.

Enfin, des mesures d'étain, contrôlées par l'administration comme étant composées de 84 d'étain et 16 de plomb, ont été analysées par nous, et nous avons reconnu qu'elles renfermaient de l'antimoine. Pour livrer ces mesures à meilleur marché, quelques fabricants y introduisent de ce métal dont le prix est sensiblement inférieur à celui de l'étain ; et comme le poids spécifique de l'antimoine est un peu moins grand que celui de l'étain, pour compenser cette différence, ils ajoutent une plus forte proportion de plomb et obtiennent ainsi un alliage qui a la densité qu'exige l'administration. Une de ces mesures était formée, en nombres ronds, de 68,5 d'étain, 24 de plomb et 7,5 d'antimoine. Ces mesures se reconnaissent à ce que le métal est surtout plus cassant. L'addition de l'antimoine permet d'introduire dans ces mesures une plus grande quantité de plomb, et comme ce dernier métal est le plus nuisible à la santé, en raison de la facilité avec laquelle il s'oxyde au contact de l'air en présence de nos aliments et de nos boissons, il est évident que ces mesures doivent être rejetées. Ces faits démontrent bien, du reste, comme nous l'avons dit tout à l'heure, que l'essai par la balance hydrostatique est insuffisant, et que, pour s'assurer de la composition réelle des alliages, il faut avoir recours à l'analyse chimique.

Les analyses que nous venons de faire connaître montrent jusqu'à quel point le manque de surveillance appliqué à la fabrication et à la vente des vases et ustensiles d'étain, a permis à la fraude de se développer, et à quels dangers se trouve exposée la santé publique. Il n'est pas nécessaire d'insister sur ces dangers qui intéressent toutes les classes de la population, pour montrer combien il est urgent de porter remède à un tel état de choses. Des mesures à ce sujet seraient d'autant plus nécessaires que c'est surtout dans le sein des classes dites nécessiteuses qu'il importe de prévenir les accidents que nous avons signalés. Ces quelques mots suffiront pour éveiller toute la sollicitude du gouvernement.

Le seul moyen, pour arriver à ce but, serait sans aucun doute de soumettre, après analyse chimique, les objets en étain destinés à contenir des aliments ou des boissons, au contrôle qui est appliqué depuis longtemps aux mesures de même métal, parce que cette condition est la seule qui puisse donner aux acheteurs et à la santé publique des garanties suffisantes. Si l'autorité cependant considérait cette mesure comme une entrave à la liberté du commerce de la poterie d'étain, ne pourrait-elle pas exiger au moins sur chaque vase ou ustensile, le nom et l'adresse du fabricant, ou plutôt encore la marque de fabrique. Il est bien entendu que pour les autres vases, tels que bassins, vases à saignée, crachoirs, etc., qui ne doivent jamais recevoir d'aliments ou de médicaments, et qui par conséquent ne peuvent être l'occasion d'un danger immédiat, l'administration pourrait adopter l'alliage qui lui paraîtrait le plus économique.

Bien que l'usage de l'étain soit devenu de nos jours beaucoup moins fréquent qu'autrefois, l'industrie de ce métal est encore considérable en France. Elle comprend la fabrication des mesures pour les liquides les plus usuels, la fabrication des brocs, des entonnoirs et des comptoirs de marchands de vins et de liqueurs, celle des vases servant à l'alimentation des soldats, pour le traitement et l'alimentation des malades dans les hôpitaux civils et militaires, des timbales et des biberons pour les enfants, des couverts et de la vaisselle pour les familles peu aisées. Enfin un très-grand nombre de vases et d'instruments en usage dans les laboratoires des pharmaciens, des confiseurs et des distillateurs, sont fabriqués avec l'étain.

L'addition de 16 à 18 pour 100 de plomb à l'étain offre des dangers très-réels pour la santé publique, et cette addition n'est même pas justifiée par les exigences de l'industrie, car s'il est indispensable d'allier du plomb à l'étain pour le durcir, il n'est pas nécessaire d'en ajouter une aussi grande quantité. Au commencement du siècle dernier, l'étain n'était allié qu'à 7 pour 100 de plomb ; l'ordonnance royale de 1839 a permis un alliage de 16 à 18 pour 100 de ce métal, et l'ordonnance de police du 23 février 1853 en a réduit la proportion à 10 pour 100. Des accidents ayant encore été observés par suite de l'emploi de vases fabriqués avec ce dernier alliage, on s'est demandé si la proportion de plomb ne pouvait pas être encore diminuée. Cette question a été étudiée par plusieurs savants, et surtout par notre collègue, M. Chevallier, par M. Payen, et dans ces derniers temps par M. Roussin, à l'occasion du travail de vérification des étamages et de la poterie d'étain dont il a été chargé pour les hôpitaux militaires de Paris, en même temps que M. Jeannel l'était pour celui de Bordeaux. M. Roussin a constaté de nouveau que de la bière, du cidre, du vin, de l'eau additionnée de sel, de sucre, d'une petite quantité de vinaigre, etc., placés dans des vases en étain fabriqués avec 15 de plomb et 85 d'étain, renfermaient du plomb en dissolution, et plusieurs en quantité très-sensible.

Les mêmes expériences pratiquées avec des vases faits avec un alliage de 10 de plomb pour 90 d'étain, ont encore accusé des proportions de plomb très-appréciables. Enfin quelques essais faits avec des vases en étain contenant seulement 5 pour 100 de plomb, ont démontré que les liquides renfermaient encore, mais des traces seulement de sel plombique. De ces expériences et des divers objets fabriqués avec cet alliage, tels que pots à tisane, assiettes, écuelles, etc., M. Roussin a tiré cette conclusion, qu'il suffisait également aux exigences de l'industrie et à celles de l'hygiène, en assurant tout à la fois la solidité du métal et son innocuité complète.

Nous avons aussi fait des essais avec des vases en étain, contenant de 5 à 10 pour 100 de plomb, que nous avons mis en présence d'eau salée, d'eau vinaigrée, de vin, de bière, etc. Nous avons reconnu que si l'étain allié à 10 pour 100 de plomb cédait encore à ces liquides des proportions très-sensibles de ce métal, celui qui n'en renfermait que 5 à 6 pour 100, n'en laissait dissoudre que des traces. Après nous être entourés des conseils des hommes les plus expérimentés dans la fabrication de la poterie d'étain, nous pensons aussi qu'en adoptant les proportions de 95 ou 94 d'étain et 5 ou 6 de plomb, on satisferait à toutes les exigences de l'industrie en sauvegardant celles de l'hygiène.

En adoptant ces proportions, on ne ferait, en résumé, que revenir, comme nous l'avons dit plus haut, à ce qui se faisait avant que la fraude ne se fût introduite dans le commerce de la poterie d'étain, et qu'elle n'eût pris surtout un si grand développement.

Le plomb n'est pas le seul métal qui donne de la dureté à

l'étain ; le bismuth et l'antimoine peuvent aussi être employés
à cet usage. Le bismuth devrait sans aucun doute être préféré
parce qu'il n'offre aucun danger, mais il est rare et d'un
prix élevé. L'antimoine, après le bismuth, est la substance qui
convient le mieux ; son prix est modique, et il présente sur
le plomb l'avantage de s'oxyder plus difficilement lorsqu'il
est en contact avec les liquides acides et salins qui dissolvent
si rapidement le plomb au contact de l'air. Mais l'antimoine
a le grand inconvénient de donner à l'étain une dureté qui
manque de flexibilité, ce qui ne permet pas d'employer cet
alliage pour la fabrication de tous les objets en étain que l'on
trouve dans le commerce. L'alliage de l'étain avec 5 ou
6 pour 100 de plomb, constitue au contraire un métal qui se
prête à toutes les formes que l'on veut lui faire subir.

L'alliage d'étain et d'antimoine mérite cependant de fixer
l'attention, d'abord parce qu'on ne peut ajouter à l'étain
qu'une petite quantité d'antimoine, ce métal rendant, comme
nous l'avons dit, l'étain cassant, et ensuite parce que l'antimoine est plus difficilement attaqué que le plomb par les aliments et les boissons. Nous avons fait fabriquer des cuillers
en étain qui contiennent 1, 2, 3, 4, 5 pour 100 d'antimoine,
et qui présentent sous le rapport de la dureté, de la sonorité,
du poli et de la résistance à l'oxydation naturelle, des quali-
tés qui les rapprochent de celles fabriquées avec de l'étain
allié au plomb. Le Conseil d'hygiène publique et de salubrité
s'occupe du reste de cette intéressante question, et tout porte
à croire que nous ne tarderons pas à être éclairés complète-
ment sur la valeur réelle de cet alliage.

En Angleterre, on ne s'est jamais servi de plomb pour durcir l'étain. Pendant longtemps on a employé le bismuth seul.
Aujourd'hui on se sert de bismuth et d'antimoine auxquels
on ajoute même une petite quantité de cuivre et de plomb.
C'est avec des alliages de cette nature, qui ne présentent aucun danger, et qui sont connus sous le nom de *métal anglais*,
que sont fabriqués ces théières et autres vases si recherchés
dans nos ménages; mais ce métal est dépourvu de cette flexibilité que nous sommes habitués à rencontrer dans les ustensiles
d'étain que nous employons, et qui rend leur usage si commode.

Des faits consignés dans ce rapport, nous croyons pouvoir tirer les considérations suivantes : 1° maintenir, pour les étamages, l'emploi de l'étain fin, ne contenant pas plus de 1 à 2 pour 100 de métaux étrangers, parce que ce métal est sans danger pour la santé publique, et qu'il peut être employé seul pour cet usage ; 2° fixer le titre de l'étain de 5 à 6 pour 100 de plomb pour tous les vases et ustensiles destinés à contenir des aliments ou des boissons, parce que cet alliage n'offre pas de danger sérieux, et qu'il est suffisant pour la solidité du métal ; 3° exiger le contrôle sur tous les objets en étain, comme on le fait pour les mesures, ou tout au moins le nom et l'adresse du fabricant, ou la marque de fabrique ; 4° substituer à l'essai par la balance hydrostatique, l'analyse chimique qui, seule, permet d'apprécier d'une manière certaine la composition des alliages ; 5° appeler l'attention de M. le ministre de l'agriculture et du commerce sur les contradictions qui existent entre l'ordonnance royale du 16 juin 1839 et l'ordonnance préfectorale du 23 février 1853, afin que de l'étain au même titre soit employé, sans danger, dans tout l'empire, pour la fabrication des mesures et vases destinés aux usages alimentaires.

Enfin, messieurs, comme conclusions de ce rapport, nous vous proposons de voter des remercîments à M. le docteur Jeannel pour son intéressante communication, et de renvoyer son mémoire au comité de publication.

Ces conclusions sont adoptées.

EXTRAIT DU BULLETIN DE L'ACADÉMIE IMPÉRIALE DE MÉDECINE.
Publié par J.-B. Baillière et Fils. — Tome XXXIII, p. 940.)

Paris. — Imprimerie de E. Martinet, rue Mignon, 2.